SOCIÉTÉ NATIONALE DE MÉDECINE DE MARSEILLE

FANTAISIE PHYSIOLOGIQUE

LA FEMME — LES FEMMES SAVANTES
LES DOCTORESSES

Lue en séance publique le 14 Décembre 1879

PAR

LE DOCTEUR SAUVET

Ancien Président de la Société de Médecine

MARSEILLE

TYP. ET LITH. BARLATIER-FEISSAT PÈRE ET FILS
Rue Venture, 19.

1880

FANTAISIE PHYSIOLOGIQUE

La femme. — Les femmes savantes. — Les doctoresses.

Je viens vous entretenir, Messieurs, d'un sujet toujours
opportun ; il est de tous les temps et de tous les lieux ; il a été
chanté par les poètes de tous les âges et discuté par les savants
de tous les siècles. Objet des méditations du philosophe, il
fut merveilleusement décrit par le physiologiste, fouillé par
le psychologue, mis en lumière par la peinture, en relief par
la statuaire, sur la scène par l'ancien Théâtre-Français, dès
son origine, à l'hôtel de Bourgogne, en roman et en feuilleton
par les écrivains de tous les pays. De telle sorte, on peut le
dire, qu'il a été pris et repris, tourné et retourné dans tous
les sens, examiné sous toutes ses faces, par le médecin qui l'a
le mieux étudié, par l'homme de lettres qui l'a le plus prodi-
gué, par l'auteur dramatique qui nous l'a représenté dans
les situations les plus naturelles et aussi les plus anormales,
par le peintre qui nous l'a fait voir sous les aspects les plus
opposés, par le sculpteur qui en a exposé les formes diverses
et variées, et aussi par le musicien qui, dans son langage
divin, nous a traduit tous les sentiments, toutes les passions
que ce sujet inspire.

Il s'agit de la femme, et vous vous demandez, Messieurs,
pourquoi cette étude, aujourd'hui, devant un gracieux
auditoire ? Quelles difficultés à vaincre ! quels écueils à
éviter ! C'est une voie bordée d'aubépines ; jolies fleurs
blanches, il est vrai, mais, protégées par des épines acé-
rées qui blessent ; on veut cueillir les unes, éviter les
autres. Les jeunes athéniennes portaient, autrefois, des
branches d'aubépine aux noces de leurs compagnes ! que

l'emblême était bien choisi ! que le symbole était vrai ! des fleurs, c'est elle ; c'est la femme avec son âme, son cœur, son esprit : des épines, trop souvent, hélas, c'est sa vie toute entière.

Eh bien, après tant d'autres, je me sens attiré vers ce sujet. N'est-il pas d'ailleurs, et encore une fois, à l'ordre du jour. On ne se contente plus d'en faire le héros de tous nos romans, feuilletons et comédies ; on soulève, avec lui, les questions les plus graves de la sociologie moderne ; on écrit, spécialement, pour nous montrer la femme dans des conditions exceptionnelles d'abaissement, de fourberie, de dépravation et quand on l'a suffisamment insultée et avilie, on met dans la bouche de celui dont elle porte le nom qui, peut-être, est la cause première de ses propres infortunes, un cri de vengeance atroce. Le mot éclate sur le théâtre ; ne craignez-vous pas qu'il retentisse dans nos mœurs privées, par l'exécution réelle de la sentence ?

Dès lors devait reparaître la question du divorce. Déjà ce n'est plus assez ; il s'agit même de l'union libre et désormais, il n'y aurait plus d'enfants illégitimes, puisque les légitimes seraient supprimés. Des hommes éminents dans les lettres et les sciences se sont faits les apôtres de la doctrine ; en face d'eux, un moine illustre, très-aimé parmi nous, s'élance dans la chaire chrétienne et avec cette ardeur que vous lui connaissez, il demande à la société le pardon de la coupable et l'indissolubilité du lien conjugal.

Notez, Messieurs, que je ne déserte pas les milieux élevés que nous occupons, que je ne descends pas, que je ne vous convie pas à pénétrer dans les profondeurs *de l'Assommoir* ; Coupeau, Lantier et leurs amis des deux sexes, la fameuse Nana et son public peuvent y vivre à l'aise, nos auditeurs y étoufferaient.

Vous le voyez ; au sommet, comme au dernier degré de l'échelle sociale, il s'agit de la femme ; en parler devant vous c'est faire de l'actualité. Au surplus, il est donc bien attrayant ce sujet, qu'on l'aborde si souvent, dans les sociétés civilisées. C'est que, tous, nous voulons cueillir la petite fleur blanche ;

tons, nous voulons respirer, jusqu'à l'ivresse, les senteurs embaumées qu'elle répand autour d'elle. Cet hommage que nous lui rendons, la femme, du reste, en est bien digne, car, après Dieu et la patrie, le premier devoir de l'homme est de l'entourer de son amour et de son respect.

Mais où trouver celle qui, entre toutes, mérite le mieux nos hommages ?

Je n'aime pas les femmes du théâtre de Molière ; ses grandes dames, ni leurs soubrettes, ni ses coquettes, ni ses ingénues. Il y a en elles si peu d'honnêteté que la plus honnête paraît n'en pas avoir. Avec ses grands airs et ses grands mots, la comtesse d'Escarbagnas peut bien être une femme de qualité, elle le croit, du moins, mais incapable d'aimer, elle n'inspirera jamais la tendresse, tout au plus, pourra-t-elle imposer des apparences respectueuses à ses amants ou à ses laquais qu'elle met au même niveau. Et toute la gentillesse de Lisette, les malices de Dorine ou la fausse candeur d'Agnès, si elles leur valent des amoureux, ne les rendront pas, pour cela, respectables.

A ces caractères on oppose celui d'Elmire ; elle a des qualités, que dis-je, elle a des vertus, elle est aimable, douce et chaste. Elle résiste à Tartufe ; le beau mérite ! résisterait-elle longtemps à Valère ? oui, sans doute. Jeune et belle, on peut l'aimer ; elle s'est unie à un époux riche et vieux ; aurait-elle plus de tête que de cœur ? où serait le mal ? la raison et le sentiment sont-ils souvent d'accord ? Mais l'amour ne peut embraser une nature si prévoyante ; elle a assuré son avenir contre la pauvreté ; sa fidélité conjugale est la prime de l'assurance.

Elmire est un portrait. Qu'en écrivant ce rôle, Molière ait voulu faire une critique, non, certes ; tous les personnages de sa comédie sont créés pour celui de Tartufe ; mais, à coup sûr, il a fait un portrait bien vrai, parachevé. Les originaux sont nombreux dans toutes les classes ; ce sont d'honnêtes femmes ; on les dit des fortes têtes ; il faut voir de quels soins le cher homme est entouré jusqu'à la fin ; vers sa fin, surtout. Ne craignez rien pour leur vertu ; elles ne faiblissent, ni ne trébuchent, et l'éloquence de M. Naquet ne les enrôlera pas sous sa bannière. Malgré tout, ce n'est pas encore le type que nous choisirons.

Les femmes savantes nous l'offriront-elles? nous n'y rencontrons que deux pédantes libertines. Avec Elmire, nous avons, du moins, la pureté des mœurs; — vertu intéressée est encore une garantie, — avec Armande et Belise nous n'avons plus rien... que le ridicule dont le mari supporte une bonne part. Voyez, dans l'*Ecole des femmes*, ce qu'en dit Arnolphe à Chrysalde qui déclare ne pouvoir s'accommoder d'une sotte compagne.

> « Epouser une sotte est pour n'être point sot,
> « Je crois, en bon chrétien, votre moitié fort sage,
> « Mais une femme habile est un mauvais présage ;
> « Et je sais ce qu'il coûte à de certaines gens
> « Pour avoir pris les leurs avec trop de talents.
> « Moi, j'irais me charger d'une spirituelle
> « Qui ne parlerait rien que cercle et que ruelle :
> « Qui, de prose et de vers, ferait de doux écrits,
> « Et que visiteraient marquis et beaux esprits,
> « Tandis que, sous le nom du mari de madame,
> « Je serais comme un saint que pas un ne réclame.
> « Non, non, je ne veux pas d'un esprit qui soit haut
> « Et femme qui compose en sait plus qu'il ne faut,
> « Je prétends que la mienne, en clartés peu sublime,
> « Même ne sache pas ce que c'est qu'une rime ;
> « Et, s'il faut qu'avec elle on joue au corbillon
> « Et qu'on vienne à lui dire, à son tour, qu'y met-on ?
> « Je veux qu'elle réponde, une tarte à la crême ;
> « En un mot, qu'elle soit d'une ignorance extrême.
> « Et c'est assez pour elle, à vous en bien parler,
> « De savoir prier Dieu, m'aimer, coudre et filer. »

Cependant, ajoutons avec Chrysalde qu'une femme stupide n'est point notre marotte et qu'il serait bien ennuyeux d'avoir, toute sa vie, une bête avec soi. Cela dit, laissons les femmes savantes du temps de Molière et voyons celles que nous avons presque sous les yeux.

Elles nous viennent d'Outre-Rhin ; c'est à Zurich qu'on les fabrique. Le produit commence à être connu et les demandes sont déjà nombreuses. En 1874, on comptait à l'Université de

Zurich 180 étudiantes dont 120 en médecine. M. G. Richelot (1) qui les connaît bien, écrit que l'année précédente, ces dames, ayant pris fait et cause pour deux étudiants de l'autre sexe, se battirent, entr'elles, sur la place publique, à coups de révolver et que plusieurs furent blessées ; que plus tard, voulant faire une manifestation, ces dames vinrent au cours du professeur Biermer avec d'énormes pipes à la bouche, fumant comme des caporaux — détail piquant qui montre leur exquise urbanité ; — le professeur était enrhumé et avait prié ses élèves de ne pas fumer, pendant sa leçon, pour ne pas augmenter ses souffrances.

Voilà les nouveaux médecins de l'avenir que vous prépare l'Université de Zurich et quand, malades dans votre lit, vous manderez la doctoresse, recommandez lui bien de laisser, avant d'entrer chez vous, son instrument sur le pallier.

L'institution progresse ; la Russie s'est contentée, d'abord, d'envoyer sa matière première à Zurich ; sur 120 étudiantes en médecine, on comptait presque autant de russes ; aujourd'hui, elle fabrique, elle-même, et en grand ; elle vient, en effet, de fonder une école spéciale pour les études des femmes-médecins. Le Danemark, l'Angleterre, la France en comptent une vingtaine et l'Amérique, que l'on voit toujours à la tête des excentricités de tout genre, se borne à suivre ce mouvement que l'on décore de l'étiquette de progrès intellectuel.

Mais, non, ce n'est pas un progrès, c'est un recul vers la barbarie. Quoi, vous iriez, jeunes femmes, plonger vos mains délicates dans les entrailles d'un cadavre pour étudier l'anatomie, au lieu de manier avec finesse le crayon du coloriste, les pinceaux du peintre où les fleurs de vos jardins que vous rassemblez avec tant d'art et de goût, qu'entre vos doigts, elles semblent encore tenir sur leurs tiges. Vous iriez, dans une salle d'hôpital, vous arrêtant à chaque lit, écouter, comme le doit un médecin, les récits les plus réalistes pour vous édifier sur la cause d'une maladie ; où bien encore, palper à nu toutes les parties du corps du patient

____

(1) *La femme médecin.*

pour préciser le point douloureux ; vous iriez pencher votre visage jusque sur le corps du malade pour pratiquer l'auscultation ? jeunes, l'oserez-vous ? et si vous ne l'osez ; à quel âge vous déciderez-vous à le faire ? attendrez-vous d'avoir perdu tout sentiment de pudeur ? et vous vous priverez, jusqu'alors, d'une des meilleures sources d'information qu'offre la science et, plus tard, dans la pratique médicale, votre conscience ne se révoltera pas, en face des dangers que votre insuffisance fera courir à l'imprudent confié à vos soins ?

Quittons l'hôpital ; vous voilà munie de votre diplôme ; vous ne l'avez pas recherché pendant de longues années, par de sérieuses et très-dispendieuses études, pour l'exposer tout simplement, entre deux lauriers, dans un cadre, comme une médaille de sauvetage. Vous voulez vous en servir ; en un mot, exercer la médecine ; en aurez-vous la force physique ? Ah ! vous le croyez ! Savez-vous ce que les visites à vos malades vont vous coûter de peines et de fatigues ? Savez-vous que vous n'aurez plus le temps de prendre vos repas ? Que le sommeil de la nuit sera souvent interrompu par un coup de la fatale sonnette au moment où vous goûterez à peine depuis quelques heures, le repos si nécessaire à la réparation de vos forces. Vous pensez que j'exagère, que je noircis le tableau ; détrompez-vous, presque tous les médecins jeunes ou vieux sont très-occupés et celui qui se fait les plus gros revenus ne visite guères plus de malades que ses confrères, mais il a de meilleurs clients. Je suppose donc que votre savoir, la douceur de votre caractère, ont été remarqués; vous réussissez et la fortune vous comble de ses faveurs. Vous voyez que je ne parle pas des insuccès et ils sont probables, car ils sont nombreux ! Eh bien, ces faveurs les voici : vous avez beaucoup de malades à voir ; retranchez-en les pauvres, qu'il ne faut jamais refuser, par humanité, d'abord, et aussi dans votre propre intérêt, parce qu'ils vous feront connaître ; retranchez encore les visites faites à la classe ouvrière affiliée, partout, à des Sociétés qui payent leur médecin d'une manière dérisoire, et encore les clients très-nombreux qui ne donnent que des promesses de payement, il vous restera un quart, peut-être, de vos nombreuses visites qui seront rémunérées, mais très-parcimonieusement, tant que vous ne serez pas devenue célèbre dans votre localité ; or, il vous faudra 15 ou 20 ans, pour y acquérir cette célébrité. Dites-moi, je vous prie, ce que deviendront les forces physiques de la Doctoresse, la plus fortement constituée , pendant ce long exercice? hélas ! comme la plupart de ses confrères masculins, la pauvrette aura succombé à la tâche, avant, où tout au plus, à la maturité de son âge, sans laisser à sa famille d'autre héritage que le souvenir de son zèle infatigable , de son dévouement sans bornes à la noble, à la sublime et trés-ingrate profession de médecin.

Eh bien, je vous le demande, ce sort est-il bien digne d'envie? faut-il, pour une existence pareille, sacrifier ses instincts les plus naturels, ses goûts, ses penchants, forcer ses facultés intellectuelles, réprimer tout ce que la nature vous a donné de fin, de suave, de délicat, le remplacer par des études opiniâtres, par la réflexion constante, la contention permanente de l'esprit, par la vie du laboratoire, des amphithéâtres, par la vue d'objets répugnants, par la fréquentation des hôpitaux, enfin, par tout ce qui constitue l'étude où l'exercice de la médecine?

Je m'accuse, Messieurs, d'entrer dans de si vulgaires détails ; mais la vérité n'est pas toujours belle à voir, encore moins à décrire: j'ai hâte de revenir à des considérations plus dignes de ceux qui m'écoutent.

La femme est-elle, à son origine, aussi intelligente que l'homme ? Oui, sans doute, elle est merveilleusement douée au double point de vue des facultés intellectuelles et affectives. Mais, soit méfiance d'elle-même, soit habitude de compter sur l'homme dont, à tous les âges, elle reste volontairement l'enfant gâtée, il est certain qu'elle montre peu d'aptitude aux études de longues durée qui, seules, développpent la réflexion, le jugement, la coordination des idées, qui, seules, inspirent et font naître la pensée maîtresse. « Ne se sont-elles pas établies, elles-mêmes, dans cet usage de ne rien savoir — c'est la Bruyère qui parle —où par la faiblesse de leur complexion, où par la paresse de leur esprit, où par le soin de leur beauté, où par une certaine légèreté qui les empêche de suivre un raisonnement, où par le talent et le génie qu'elles ont pour les ouvrages de la main, où par un éloignement naturel des choses pénibles et sérieuses, où par une curiosité toute différente de celle qui contente l'esprit. »

Ce n'est donc pas de la faiblesse intellectuelle ; c'est une intelligence, et des plus vives, mais différente de celle de l'homme. Comme lui, la femme a des penchants, des sentiments qui lui sont propres ; une manière de voir et d'apprécier qui lui est spéciale et cette différence, vous la trouverez dans la direction de ses pensées, dans le mobile de ses actions, vous la trouverez surtout dans ses passions et dans la plus grande, la plus noble, la plus impérieuse de toutes. L'amour chez l'homme, peut n'être qu'un feu-follet ; chez la femme, c'est un feu qui dure et consume son cœur. La cause en est dans sa nature, dans sa nature seule ; ne la cherchez pas ailleurs, et la meilleure éducation à lui donner sera celle qui se rapprochera le plus de ses instincts naturels. Chef de sa race, l'homme est fort, audacieux, entreprenant ; par une juste opposition, sa compagne est faible, timide, indécise ; ces deux êtres faits l'un pour l'autre se complètent l'un par l'autre. Cette faiblesse native tient à sa constitution physique, placée tout entière, sous la dépendance directe des organes qui lui sont propres ; Hyppocrate l'a dit le premier : *mulier est, id quod est, propter solum utérum* ; — il y a ici des femmes d'esprit, j'espère qu'il n'y a pas de femmes savantes.

Ce n'est pas, en effet, par la force qu'elle domine son époux mais par sa douceur, ses charmes, la séduction de ses manières ; c'est là son triomphe, triomphe véritable, puisqu'il lui assure la domination de la famille, triomphe bien doux puisqu'il est conforme à son rôle de mère auquel elle a été destinée. C'est ce qu'a très bien exprimé un grand physiologiste du siècle dernier, « que si le mauvais destin des femmes les pousse dans une route contraire, dit Cabanis, si, non contentes de plaire par les grâces d'un esprit naturel, par des talents agréables, par cet art de la société qu'elles possèdent à un bien plus haut degré que l'homme, elles veulent étonner par des tours de force et joindre à leur triomphe, les victoires de la science, alors le charme s'évanouit, elles cessent d'être ce qu'elles sont, en faisant de vains efforts pour devenir ce qu'elles veulent paraître et perdant leurs agréments, elles n'acquièrent de la science que la pédanterie et le ridicule. »

La femme, dans ses types les plus complets et les plus irré-cusables, peut être considérée sous ces trois aspects : dans son exquise sensibilité, dans son excessive mobilité, dans son extrême surexcitation nerveuse. (Cerise). A son exquise sen-sibilité, la femme doit ses principaux charmes et ses princi-pales vertus (Rousseau. *Emile*). Elle lui doit la grâce de ses mouvements, son goût délicat, son tact, sa sagacité, sa pré-voyance affectueuse, sa charité, sa tendre et mystique piété et jusqu'à cette intelligence si prompte, si active que le cœur, foyer toujours ardent, électrise et alimente. C'est en vertu de cette angélique qualité que la femme fait rayonner autour d'elle, dans la famille et dans la société, d'irrésistibles et pres-tigieuses influences (Roussel).

Son excessive mobilité ne s'accommodera jamais, des lentes et pénibles recherches du savant, de sa patience à toutes épreu-ves, de son opiniâtreté dans ses études et moins encore de la sécheresse de ses investigations au point de vue du sentiment qui est, pour elle, le plus grand attrait de la lecture. Son extrême surexcitation nerveuse sera toujours pour elle un obstacle insurmontable à toute occupation qui soulève les nobles instincts que la nature a sagement placés dans son âme.

Voilà bien des motifs, Messieurs, pour ne pas aimer les femmes savantes, prétentieuses de Molière ou doctoresses de Zurich.

Mais encore une fois, quelle est la meilleure femme ? L'au-teur de *Corinne* s'exprimait plus carrément : quelle femme, préférez-vous, sire ? demandait-elle à l'empereur. Vous con-naissez la réponse ; c'était celle d'un chef d'armée qui sup-pute le nombre de soldats que peut lui fournir le pays. Nous la modifierons ; peu nous importe qu'elle ait ou n'ait pas d'enfants, qu'elle en ait un ou plusieurs ; la meilleure femme, c'est l'épouse, c'est la mère de famille ; c'est au foyer domestique qu'il faut la chercher ; elle y brille de cette auréole de la chasteté conjugale qui est une seconde virginité ; là, elle trône ; car elle porte aussi une couronne, celle de la maternité. Ah ! c'est là surtout qu'elle inspire ce double sentiment d'amour et de respect dont on doit l'entourer. De celle-là, Messieurs, il n'en faut rien dire ; la femme la plus sage est toujours celle dont on parle le moins.